BEI GRIN MACHT SICH IHR WISSEN BEZAHLT

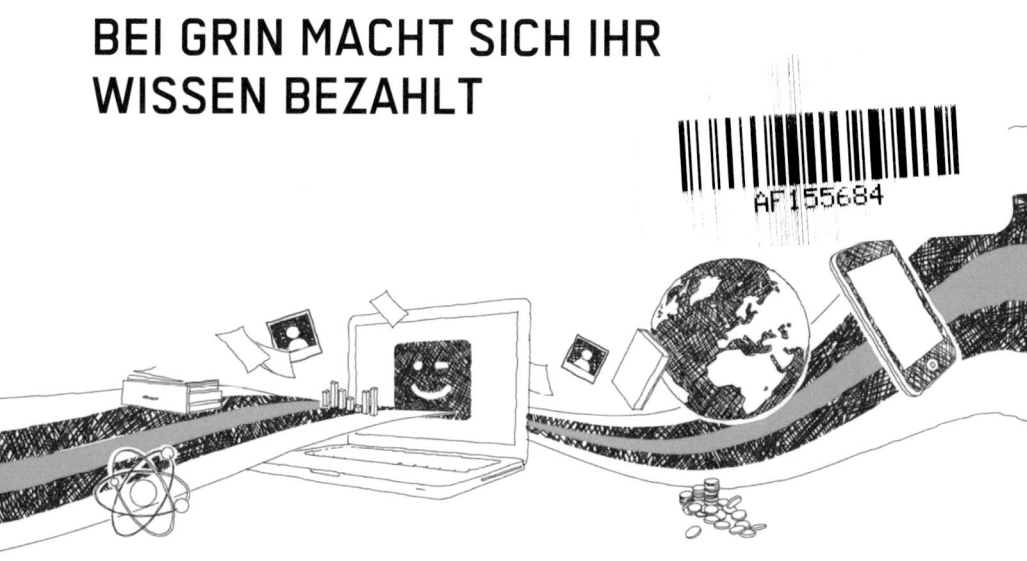

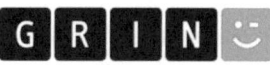

Bibliografische Information der Deutschen Nationalbibliothek:

Die Deutsche Bibliothek verzeichnet diese Publikation in der Deutschen National-bibliografie; detaillierte bibliografische Daten sind im Internet über http://dnb.d-nb.de/ abrufbar.

Impressum:

Copyright © 2016 GRIN Verlag, Open Publishing GmbH
Druck und Bindung: Books on Demand GmbH, Norderstedt Germany
ISBN: 9783668378155

Dieses Buch bei GRIN:

http://www.grin.com/de/e-book/351201/suizidalitaet-bei-kindern-und-jugendlichen-moeglichkeiten-der-praevention

Ria Maguhn

Suizidalität bei Kindern und Jugendlichen. Möglichkeiten der Prävention

GRIN Verlag

Charité – Universitätsmedizin - Berlin

CC1 – Human – und Gesundheitswissenschaften

Studiengang: Gesundheitswissenschaften BA 14

Suizidprävention bei Kindern und Jugendlichen

Hausarbeit im Rahmen des Aufbaumoduls B15 Gesundheitswissenschaften:

Seminar Gesundheitsförderung und Prävention

Eingereicht am: 28.07.2016

Name: Ria Maguhn

Inhaltsverzeichnis

Zusammenfassung

Alle 40 Sekunden suizidiert sich ein Mensch, über 800000 Menschen sind es im Jahr weltweit. In Deutschland sterben jährlich zwischen 10000 und 11000 Menschen durch Suizid. In der Altersklasse der 15-29-Jährigen ist es sogar die zweithäufigste Todesursache, nach dem Unfalltod (vgl. WHO, 2015). Vor allem in dieser Altersgruppe stellt Suizid eine dramatische Form der Problembewältigung dar. Die Suizidprävention ist eine wichtige Aufgabe der Gesundheitspolitik, als auch der Gesellschaft. Weltweit gibt es in 28 Ländern Suizidpräventionsprogramme, in denen unter anderem das Thema Selbsttötung bereits in Lehrplänen aufgegriffen wird, um frühestmöglich für dieses schwierige Themengebiet zu sensibilisieren (ebd.). In Berlin gibt es einige Programme, die sich beispielsweise der Suizidprävention im Kindes- und Jugendalter angenommen haben. Suizidprävention sollte jedoch für alle Altersgruppen entsprechend ausgearbeitet und zugänglich gemacht werden. Solche Projekte müssen weiter ausgebaut und unterstützt werden, um ein ganzheitliches nationales Suizidpräventionsprogramm auf die Beine zu stellen und wirksam zu machen.

1. Einleitung

Selbstmord, Freitod, Suizid oder Selbsttötung- all dies sind Wörter, die auf den freiwillig herbeigeführten Tod eines Menschen hindeuten. Allerdings bringt jeder dieser Begriffe eine etwas unterschiedliche Assoziation mit sich. So wird zum Beispiel bei dem Ausdruck Selbstmord das Wort „Mord" mit einer Handlung aus niederen Beweggründen verbunden und das psychische Leiden oder auch die Not, die damit einhergehen, außer Acht gelassen. Genauso verhält es sich bei dem Begriff Freitod. Auch hier wird hauptsächlich unterstellt, dass die Selbsttötung ein „freigewähltes Verhalten sei", aber die „Not, aus der heraus sich ein Mensch das Leben nimmt", wird auch hier unterschlagen (vgl. Döhring et al., 2009, S.9).

Die World Health Organisation (WHO) definiert den Begriff „„Suizid' als eine Handlung, die eine Person in voller Kenntnis und in Erwartung des tödlichen Ausgangs selbst plant und ausführt" (vgl. OECD, 2012, S. 270).

Laut der WHO stirbt alle 40 Sekunden ein Mensch durch Suizid weltweit. 2012 waren es 804 000 Menschen weltweit, die sich durch Suizid das Leben genommen haben. Eine hohe Zahl, die mit großer Wahrscheinlichkeit noch höher sein müsste. Grund dafür ist, dass Suizid in vielen Ländern immer noch ein Tabuthema darstellt und demzufolge nicht alle Suizidtode als diese gezählt werden. Doch selbst in Ländern mit guten Meldesystemen kommt es immer wieder vor, dass Suizide fälschlicherweise als Unfälle oder ähnliches klassifiziert werden. In Ländern, in denen es keine zuverlässige Registrierung gibt, versterben die Suizidenten ungezählt (vgl. WHO, 2014).

In Deutschland sterben jedes Jahr zwischen 10 000 und 11 000 Menschen durch Suizid. Die Verteilung der Altersklassen ist unterschiedlich. Auffällig ist, dass die Altersgruppe der 50 bis 55-Jährigen mit insgesamt 1 154 Suizidenten im Jahr 2014 die meisten Suizide aufweist. In der Altersgruppe der 70 bis 75 Jährigen gibt es ebenfalls eine nochmalig steigende Tendenz mit 892 Suizidtoten. Dabei ist anzumerken, dass der Anteil der Männer in allen Altersklassen meist dreimal so hoch ist, gegenüber dem Frauenanteil (vgl. Destatis, 2014).

Menschen, die Suizid begehen, können und dürfen nicht in ein und dieselbe Kategorie eingefügt werden, da die Ursachen und Auslöser für die Selbsttötung unterschiedlicher Herkunft sind. Die Psychologin Simone Heine erklärte in einem Interview, dass Suizid auch „als demokratischer Tod" gesehen werden kann (vgl. Mayer, 2015). Dies bedeutet, dass es Menschen in allen Lebenslagen, in allen sozialen Schichten und jeder Altersklasse betreffen kann.

2. Suizidalität im Kindes und Jugendalter

Suizid stellt nicht nur im höheren Lebensalter eine häufige Todesursache dar. In der Altersklasse der 10- bis 25-Jährigen ist Suizid sogar die zweithäufigste Todesursache nach dem Unfalltod. Suizid ist in dieser Altersgruppe eine sehr dramatische Art der Problembewältigung. Bei Kindern und Jugendlichen treten Suizidgedanken häufig im Zusammenhang mit depressiven Verstimmungen, Isolation, Mobbing, Unverständnis und Abgewiesen werden auf. Des Weiteren wenn sie ihre eigenen Probleme als nicht mehr zu bewältigen erleben oder als existentiell und bedrohlich (vgl. Bojack, 2010).

Die Zahl der Suizidtode könnte auch im Kindes- und Jugendalter eine höhere Dunkelziffer ergeben. Anlass zu dieser Vermutung besteht darin, dass auch heute noch der Suizidtod nicht als solcher erkannt wird. Zum einen spielt die Scham der Eltern eine entscheidende Rolle, da diese oft die Angst haben, dass ihnen die Schuld am Tod eines jungen Menschen gegeben wird. So zum Beispiel durch ein „schlechtes" Elternhaus oder sie selbst machen sich den Vorwurf, als Eltern versagt zu haben und nicht rechtzeitig gehandelt oder die Absichten erkannt zu haben. Auch Fachleute, wie Polizei und Ärzte, erkennen den Suizid gelegentlich nicht als solchen an und stellen die Selbsttötung als eine vermeintliche Überdosis oder als einen Unfall aus Leichtsinn dar (vgl. Bojack, 2010).

Im Jahr 2007 gab es insgesamt 9402 Suizidtote in Deutschland, davon waren 580 Suizidenten unter 25 Jahre. Die Art, wie sich die Jugendlichen und jungen Erwachsenen das Leben genommen haben, war dabei sehr unterschiedlich. So nahmen sich zum Beispiel 243 Menschen durch Erhängen und 97 durch einen Sturz aus großer Höhe ihr Leben. Aber auch Erschießen, Vergiften und Ertränken sind Methoden, die die Suizidenten wählen (ebd.).

Bei der Frage nach dem „Warum?" gibt es verschiedene Antworten, die Auslöser und Ursachen für suizidales Verhalten sein können. Dabei ist es wichtig, dass genau zwischen diesen beiden Punkten strikt unterschieden wird. Während die Ursachen erfahrungsgemäß weiter zurück in der frühen Kindheit der Suizidenten liegen, sind es bei den Auslösern vorwiegend aktuelle Anlässe. Ursachen könnten dabei Missbrauch im Kindesalter, Vernachlässigung durch die Eltern, Gewalterfahrungen oder Homosexualität sein. Zu den Auslösern zählen dagegen Liebeskummer, aktuelle familiäre Probleme, die Bewältigung neuer Entwicklungsphasen, aber auch Drogenprobleme oder der Verlust eines Elternteils (vgl. Arbeitskreis Leben e.V., 2016).

3. Suizidprävention

Zum aktuellen Zeitpunkt gibt es bisher 28 Länder, die eine nationale Suizidpräventionsstrategie verfolgen. Auch die Themen rund um Suizidalität und der damit verbundenen möglichen Prävention haben Zugang in viele akademische Lehrpläne gefunden. Außerdem wurde in einigen Ländern eine Entkriminalisierung des Suizids durchgesetzt und den Menschen mit suizidalen Gedanken demzufolge vereinfacht, Hilfe zu suchen oder in Anspruch zu nehmen (vgl. WHO, 2014).

Der 10. September gilt weltweit als Suizidpräventionstag und wurde 2003 von der International Association for Suicide Prevention (IASP) und der WHO ins Leben gerufen. An diesem Tag wird allen Suizidtoten und deren Angehörigen gedacht und in vielen Städten werden mittels verschiedener Aktionen, wie ‚Aktion 600Leben' darauf aufmerksam gemacht (vgl. Welttag der Suizidprävention, 2016).

Da es sich aber weiterhin noch um ein Thema handelt, welches in der Öffentlichkeit wenig Beachtung erhält, ist es von großer Bedeutung, dass es Projekte oder Beratungsstellen gibt, an die sich suizidgefährdete Menschen wenden können. Im Nachfolgenden werden zwei Berliner Projekte vorgestellt, die sich der Suizidprävention im Kindes- und Jugendalter angenommen haben. Deren Arbeit konnte durch die eigenen Webseiten und durch persönlich geführte Interviews noch nachhaltiger betrachtet werden.

3.1 Projekt- neuhland

Das Projekt „neuhland ist ein gemeinnütziger Träger im Bereich der Krisenhilfe für Kinder, Jugendliche und junge Erwachsene" (vgl. neuhland, 2016). Der Schwerpunkt ihrer Arbeit liegt im Bereich der Suizidprävention und bietet ihren Klienten in verschiedenen Lebenslagen Hilfe unterschiedlicher Art an.

Neuhland wurde 1984 durch engagierte Angehörige sozialer Berufsgruppen, wie SozialpädagogInnen, ÄrztInnen oder aber auch PsychologInnen, gebildet. Ihr Ziel war es, „die Lage von Kindern und Jugendlichen in Krisensituationen zu verbessern und schnelle und unbürokratische Hilfen bereitzustellen" (vgl. neuhland, 2016). In diesem Jahr entstand in Berlin-Wilmersdorf die erste Beratungsstelle mit einer angeschlossenen Krisenunterkunft. Zu diesem Zeitpunkt war neuhland bundesweit das erste Projekt, welches suizidpräventiv für Kinder und Jugendliche arbeitete. Ursprünglich galt es, nach einem Antrag beim Familienministerium, als Forschungsprojekt, welches 4 Jahre anhalten sollte. Nach diesen 4 Jahren wurde es vom Senat übernommen und mittlerweile gibt es in Berlin 3 Beratungsstellen. Des Weiteren gibt es mehrere therapeutische Wohngemeinschaften, zwei Kinderwohngruppen, eine Online-Beratung, einen ambulanten Bereich oder aber auch eine

Fortbildungsakademie. 2015 hat sich neuhland zusammen mit anderen Trägern zu dem Verbund ‚neuhland Hilfe in Krisen gGMBH' zusammengeschlossen. (vgl. neuhland, 2016) Die Arbeit bei neuhland wird hauptsächlich durch PsychologInnen, SozialpädagogInnen oder aber auch ErzieherInnen organisiert und durchgeführt. Die Tätigkeiten sind aufgrund der verschiedenen Wohngemeinschaften, Wohngruppen oder auch Beratungsstellen unterschiedlich, aber es wird eine interdisziplinäre Zusammenarbeit angestrebt und auch dies mittels Supervision und fachlicher Reflexion unterstützt und somit eine Transparenz geschaffen (vgl. Bien, 2016).

Neuhland bietet ebenfalls verschiedene Möglichkeiten der Öffentlichkeitsarbeit an. So gehen Mitarbeiter zum Beispiel in Schulen und gestalten dort zusammen mit Lehrern und Schülern gemeinsame Projekte, um dort Kinder und Jugendliche für das Thema Suizid und vor allem Suizidprävention zu sensibilisieren (vgl. neuhland, 2016). Über dies hinaus veranstalten sie Fortbildungen beispielsweise zu den Themen Suizidgefährdung, Suizidprävention, Trauma oder aber auch psychische Erkrankungen, Methoden und Selbstmanagement (vgl. neuhland, 2016).

Die Finanzierung von neuhland wird mittels Spendengeldern verschiedener Firmen, wie zum Beispiel Schleich oder Firma Biogarten, und durch die Senatsverwaltung für Bildung, Jugend und Wissenschaft ermöglicht (vgl. neuhland, 2016).

3.2 Projekt- [U25]- Berlin

Das Projekt [U25] ist, im Gegensatz zu neuhland, eine reine Online-Beratungsstelle für junge Menschen unter 25 Jahren in Krisen und Suizidgefahr. Im Jahr 2002 wurde vom Arbeitskreis Leben Freiburg ein Mailberatungsangebot gegründet. Dies wurde 2013 unter der Federführung des Deutschen Caritas Verbandes auf 4 neue Standorte ausgeweitet. Grund für die Erweiterung war, dass zuletzt in Freiburg aufgrund fehlender Kapazitäten über 80% der Erstanfragen nicht mehr bewerkstelligt werden konnten. Mit der Ausweitung des Projektes gab es neben Freiburg nun auch in Berlin, Gelsenkirchen, Dresden und in Hamburg das [U25] Projekt. Dadurch wurde nicht nur eine Erhöhung der ehrenamtlichen BeraterInnen erreicht, sondern es konnte infolgedessen bundesweit auf dieses unterrepräsentierte Themengebiet des Suizids aufmerksam gemacht werden. Da weiterhin eine hohe Anfrage bestand und die BeraterInnen nicht ausreichten, um dem gerecht zu werden, wurde das Projekt 2015 um nochmals 3 Standorte (Paderborn, Biberach, Dortmund) erweitert (vgl. u25, 2016).

Das [U25]- Projekt sticht vor allem mit einer Besonderheit hervor. Die dort ehrenamtlich arbeitenden BeraterInnen sind alles Peers. Das bedeutet, dass die Klienten, die sich an [U25] wenden, von gleichaltrigen BeraterInnen betreut werden. Diese werden in einer vier-bis sechs monatigen Ausbildung auf ihre Funktion als BeraterInnen vorbereitet und durchlaufen in dieser Zeit Themenschwerpunkte wie psychische Erkrankungen und theoretisches Wissen. Weiterhin erlangen sie Kompetenzen im digitalen Schriftverkehr. Dabei geht es nicht ausschließlich darum, einen passenden Anfang und ein entsprechendes Ende formulieren zu können. Vielmehr wird geschult, wenn sich Gespräche mit den Klienten im Kreis drehen oder wenn BeraterInnen gegebenenfalls Selbsterfahrungen im Bereich Suizid haben, dies richtig in Worte zu fassen und mitteilen zu können. Mit dem Peer-Prinzip wurde bereits eins der 3 Grundprinzipien beschrieben, nach denen das [U25]-Projekt arbeitet. Ein weiteres Prinzip ist die Online-Beratung. Wie bereits erwähnt, stellt dieses Projekt ein reines Mailberatungsangebot dar. Die Vorteile dieses Ansatzes liegen dabei in der Niedrigschwelligkeit, der Anonymität und der Gegebenheit, dass das Internet im heutigen Zeitalter das größtenteils genutzte Medium der Kinder und Jugendlichen darstellt. Das letzte Prinzip ist das Ehrenamt. Die jungen Peer-BeraterInnen arbeiten allesamt unbezahlt, dennoch sind pro Standort eine hauptamtlich arbeitende Teamleitung vorhanden, welche die jungen BeraterInnen ausbildet und begleitet. Die Finanzierung von [U25] erfolgt hauptsächlich durch Spendengelder und neuerdings auch durch eine Zuwendung vom Senat (vgl. Gleiniger, 2016).

3.3. Evaluation und Good Practice Kriterien

Zur Evaluation beider Projekte muss als erstes betont werden, dass diese nicht wie üblich vorgenommen wird. Gerade bei [U25] kann durch das Fehlen einer Rückantwort der Klienten, da der Kontakt anonym verläuft, keine klassische Evaluation in dem Sinne durchgeführt werden. Es gibt kein Feedback, ob sich die dort Ratsuchenden im Anschluss ihrer Mailberatung letztendlich suizidieren oder nicht. Dies kann insbesondere für die jungen Peer-BeraterInnen in manchen Fällen gewaltige Belastungen darstellen, welche dann in Supervisionen innerhalb des Teams aufgearbeitet werden (vgl. Gleiniger, 2016).

Bei neuhland dagegen werden jährlich Berichte an den Senat übermittelt, in denen erfasst wird, wieviel Erst- und Folgegespräche in den Beratungsstellen stattgefunden haben. Des Weiteren erfolgt eine Evaluation, wie die Zusammenarbeit in den Krisenwohnungen zwischen Jugendamt und Eltern funktioniert hat (vgl. Bien, 2016).

Der Kooperationsverbund Gesundheitliche Chancengleichheit hat seit 2004 zwölf Kriterien für die gute Praxis entwickelt, die „die Qualitätsentwicklung in der soziallagenbezogenen Gesundheitsförderung" unterstützen (vgl. gesundheitliche-chancengleichheit, 2015). Diese Kriterien gewähren „einen fachlichen Orientierungsrahmen für die Planung und Umsetzung von Maßnahmen der soziallagenbezogenen Gesundheitsförderung" (ebd.). Ziel dabei ist es, für die besonderen Bedürfnisse einer an der sozialen Lage der Adressaten gerichteten Gesundheitsförderung zu sensibilisieren. Gleichermaßen aber auch Anregung zu sein, um die eigene Arbeit und den Zugang dahin zu überprüfen und gegebenenfalls neue Ziele zu setzen (ebd.).

Eins von zwölf Kriterien ist beispielsweise der Zielgruppenbezug. Hier lässt sich belegen, dass bei beiden Projekten dieses Kriterium explizit in den Projektbeschreibungen genannt wird. Es handelt sich jeweils um die Suizidprävention bei Kindern und Jugendlichen in Krisensituationen und zeigt damit ausdrücklich, um welche Zielgruppe mit welcher Lebenslage es sich handelt. Hier könnten beide Projekte auf der dritten Stufe eingeordnet werden (vgl. gesundheitliche-chancengleichheit, 2015). Der Multiplikatorenbezug wird vor allem bei neuhland deutlich, da hier ausführlich genannt wird, welche Multiplikatoren mit den Kindern und Jugendlichen und gegebenenfalls den Eltern zusammenarbeiten. Hier wirken neben SozialpädagogInnen auch PsychologInnen und ErzieherInnen. Dementsprechend könnte neuhland auf Stufe drei eingegliedert werden, da die dort arbeitenden MultiplikatorInnen regelmäßig geschult werden und in gemeinsamen Sitzungen die Arbeiten evaluiert und gegebenenfalls verbessert werden. Bei [U25] könnte man die Peer-BeraterInnen als Multiplikatoren ansehen. Entsprechend der Kriterien für den Multiplikatorenbezug wäre [U25] ebenfalls auf Stufe drei einzuordnen, da die MultiplikatorInnen durch die Teamleitung geschult werden und sie ebenfalls regelmäßig Supervisionen haben (vgl. gesundheitliche-chancengleichheit, 2015).

Das Kriterium der Partizipation ist am ehesten in der Arbeit der Wohngemeinschaften von neuhland belegbar, da hier die Klienten in die weiteren Tagesabläufe und Strukturen der WG´s mit eingebunden werden. Demzufolge könnte neuhland in diesem Bereich der Stufe vier beziehungsweise fünf eingegliedert werden. Betrachtet man die Partizipation bei [U25] wäre auch hier eine Eingruppierung auf Stufe vier oder fünf möglich, da die Klienten letzten Endes selbstständig entscheiden, ob sie die Lösungsvorschläge der Peer-BeraterInnen annehmen oder nicht (vgl. gesundheitliche-chancengleichheit, 2015). Der Kürze halber wird nun ein letztes Beispiel für ein Good Practice Kriterium vorgestellt. Hierbei handelt es sich um das Merkmal der Niedrigschwelligkeit. Dies wurde bereits in den Grundprinzipien von [U25] erläutert und kann in diesem Fall als erfüllt betrachtet werden. Allerdings kann bei beiden Projekten davon gesprochen werden, da beide Konzepte danach ausgelegt sind, Kindern und Jugendlichen einen leichten Zugang zu gewähren und nicht im Voraus durch bürokratische Anmeldeformalitäten oder Ähnliches abzuschrecken. Demzufolge sind beide

Projekte auf der dritten und damit höchsten Stufe dieses Kriteriums einzuordnen (vgl. gesundheitliche chancengleichheit, 2015).

Es ist nicht möglich alle Good Practice Kriterien ausnahmslos zu erfüllen, dennoch ist bei beiden Projekten ersichtlich, dass sie einen Teil der Kriterien bereits erbringen und dementsprechend gesundheitsfördernd in der Zielgruppe der Kinder und Jugendlichen wirken.

4. Diskussion

Weltweit sterben laut der WHO über 800 000 Menschen durch den Suizid. Es ist daher eine bedeutungsvolle Aufgabe, die Suizidprävention weiter in die Öffentlichkeit zu bringen. Dabei ist es nicht nur Auftrag der einzelnen Programme sich der Suizidprävention anzunehmen. Vielmehr sollte es als multisektoriale Priorität angesehen werden, da es nicht nur Aufgabe des Gesundheitswesen ist, sondern auch der Politik, der Bildung oder der Medien, dieses Thema repräsentativer zu gestalten.

Laut der WHO gibt es erst in 28 Ländern eine nationale Suizidpräventionsstrategie. Dabei hat dieses Thema Eingang in viele akademische Curricula erhalten oder es wurden Suizidforschungseinheiten gegründet (vgl. WHO, 2014). In Deutschland dagegen gibt es zwar ein nationales Suizidpräventionsprogramm, welches in Zusammenarbeit unter anderem mit der WHO und dem Bundesministerium für Gesundheit agiert. Dennoch ist das Thema der Suizidprävention in Deutschland noch zu unterrepräsentiert. Weder ist es Inhalt in den Lehrplänen von Schulen und Universitäten, noch wird es öffentlich repräsentativ gemacht oder im vergleichsweise neuen Präventionsentwurf des Senats einbezogen.

Vor allem der Ansatz zur Suizidprävention sollte frühestmöglich geschehen. Gerade die Primärprävention ist in diesem Bereich von großer Bedeutung, da in diesem Punkt bereits die Öffentlichkeit auf dieses Thema aufmerksam gemacht und somit das gesellschaftliche Bewusstsein erhöht werden kann. Ein internationaler Vergleich könnte helfen die Suizidpräventionsstrategie in Deutschland zu verbessern. Zu schauen, wie sich die Suizidzahlen in verschiedenen Ländern verändert hat und ob dem womöglich ein Präventionsprogramm zum Thema Suizid zu Grunde liegt, könnte für neue Ideen anregen. Ebenso könnte der Weltsuizidpräventionstag in der Schule angesprochen und gleichzeitig zu einem Projekttag gemacht werden, um die Kinder und Jugendlichen rechtzeitig für das Thema zu sensibilisieren.

Des Weiteren fordert auch die WHO den Zugang zu Waffen, tödlichen Mitteln wie Arzneimitteln, Pestizide oder andere Chemikalien strenger zu kontrollieren. Aber auch Brücken, Baustellen oder Hochhäuser sollten besser abgesichert werden (vgl. WHO, 2014).

Suizidprävention ist möglich. Das zeigen verschiedene nationale Programme, einzelne Projekte und regionale Initiativen anhand einer deutlichen Reduktion der Suizide. Suizidalität ist als ein komplexes Phänomen anzusehen. Es umfasst individuell-psychologische, biologische und gesellschaftlich-kulturelle Aspekte. Es muss interdisziplinär betrachtet werden, denn Suizidalität berührt nicht nur die Wissenschaften der Medizin und Psychologie, sondern auch Disziplinen wie Philosophie, Pädagogik, Biologie, Soziologie oder aber auch Medienwissenschaften. Berufsgruppen aller aufgezählten Disziplinen und Wissenschaften müssen für die Suizidprävention interdisziplinär zusammenarbeiten, um Erfolge erzielen zu können. Gleichermaßen ist es von großer Bedeutung und zentral für die Nachhaltigkeit, dass sich die Einstellungen gegenüber suizidalem Verhalten ändern und somit eine Enttabuisierung von Suizidalität angestrebt wird. Eine Verhaltensänderung könnte für Suizidgefährdete und auch die Angehörigen eine große Entlastung darstellen und auch weitere Wege öffnen für eine bessere Prävention und die Versorgung suizidgefährdeter Menschen. Suizidprävention sollte dabei nicht nur die Menschen mit suizidalen Absichten einbeziehen, sondern auch ein großes Augenmerk auf die betroffenen Angehörigen oder Freunde legen. Denn auch diese können durch den Suizid eines nahestehenden Menschen zum Beispiel Schuldgefühle entwickeln oder in Krisen mit psychischen oder depressiven Symptomen geraten und womöglich dadurch selber suizidale Pläne entwickeln. Aber auch professionelle Helfer, wie ÄrztInnen, TherapeutInnen, PolizistInnen, PflegerInnen oder Zeugen suizidaler Handlungen müssen in der Suizidprävention mit eingeschlossen werden (vgl. NaSPro, 2016).

5. Schlussfolgerung

Suizidprävention muss in Deutschland einen höheren Stellenwert erhalten, sowohl gesellschaftlich, als auch politisch. Eine endgültige Enttabuisierung soll angestrebt werden und den Betroffenen und Angehörigen einen einfacheren und unbürokratischen Zugang ermöglichen. Das Thema Suizid und die dazugehörige Prävention sollte Bestandteil der Lehrpläne sein, um frühestmöglich dafür zu sensibilisieren. Genauso muss die Öffentlichkeitsarbeit repräsentativer und barrierefreier gestalten werden. Nur so ist eine Reduktion der Suizidtoten im Jahr zu ermöglichen.

6. Literaturverzeichnis

Arbeitskreis Leben e.V. (2014): Suizidalität bei Kindern und Jugendlichen, URL: http://www.ak-leben.de/cms/front_content.php?idcat=41, aktualisiert am 01.05.2016, Abruf am 09.07.2016.

Bien, Anett (2016): Persönliches Interview am 01.06.2016, Beratungsstelle Richard-Sorge-Straße, Berlin.

Bojack, Barbara (2010): Der Suizid im Kindes- und Jugendalter, in: Prof. Dr. Kramer, Jost W. (Hrsg.): Wismarer Diskussionspapiere, Heft 02/2010.

Döhring, Gerth; Grégorie, Silke; Joos-Körtje, Anette; Meurer, Sigrid (2009): Zwischen Selbstzerstörung und Lebensfreude.

Gleiniger, Anna (2016): Persönliches Interview am 29.05. 2016, Caritas Verband.

Kooperationsverbund Gesundheitliche Chancengleichheit (2015): Kriterien für gute Praxis der soziallagenbezogenen Gesundheitsförderung, Kriterium „Multiplikatorenkonzept".Köln und Berlin.

Kooperationsverbund Gesundheitliche Chancengleichheit (2015): Kriterien für gute Praxis der soziallagenbezogenen Gesundheitsförderung, Kriterium „Niedrigschwellige Arbeitsweise". Köln und Berlin.

Kooperationsverbund Gesundheitliche Chancengleichheit (2015): Kriterien für gute Praxis der soziallagenbezogenen Gesundheitsförderung, Kriterium „Partizipation". Köln und Berlin.

Kooperationsverbund Gesundheitliche Chancengleichheit (2015): Kriterien für gute Praxis der soziallagenbezogenen Gesundheitsförderung, Kriterium „Zielgruppenbezug". Köln und Berlin.

Mayer, Franziska (2015): Der „demokratische" Tod, in: Backview-die Story hinter der Story, URL: http://backview.eu/der-demokratische-tod/, Abruf am: 24.07.2016.

Nationales Suizidpräventionsprogramm (NaSPro) (2016): Suizidprävention ist möglich- Grundsätze, URL: http://www.suizidpraevention-deutschland.de/grundsaetze.html, Abruf am 22.07.2016.

neuhland (2016): neuhland-Fachöffentlichkeit-Schulprävention, URL: http://www.neuhland.net/index.php/fachoeffentlichkeit/schulpraevention, Abruf am 15.07.2016.

neuhland (2016): Fortbildungsakademie neuhland, URL: http://www.neuhland.net/index.php/fortbildungsakademie-neuhland, Abruf am

15.07.2016

neuhland (2016): Allgemeines über neuhland-Spender, URL:

http://www.neuhland.net/index.php/allgemeines-ueber-neuhland/spender, Abruf am

15.07.2016

neuhland (2016): Allgemeines über neuhland-Vereinsgeschichte, URL:

http://www.neuhland.net/index.php/allgemeines-ueber-neuhland/vereinsgeschichte,

Abruf am 15.07.2016.

[U25] (2016): Über [U25], URL: http://www.u25-deutschland.de/ueber-u25/, Abruf am

09.07.2016.

Welttag der Suizidprävention (2016): Informationen zum Welttag der Suizidprävention am

10. September, URL: https://suizidpraevention.wordpress.com/, Abruf am 22.07.2016.

WHO (2014): Preventing suicide-A global imperative-Executive Summary, in: Mental

Health, World Health Organization (Hrsg.), erschienen 2014.

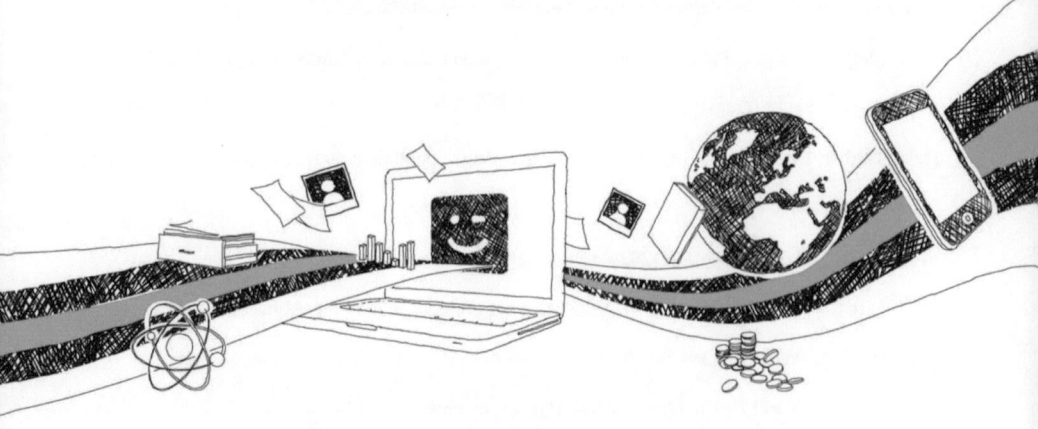
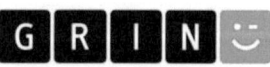